SKL Concept

Papa tu m'as dit

Qu'il nous soit fait selon Ta Parole
Je te fais confiance

Livret 3
Que ton règne vienne ; que ta volonté
soit faite sur la terre comme au ciel

Rassemblés / Auteur par : SKL Concept

issuemedias@issueassociation.com

ISBN : 978-2-9578843-4-6

MOT DE L'AUTEUR

Disciple de Jésus-Christ, le Saint-Esprit m'a inspiré et m'a mis à cœur de rassembler un certain nombre de versets pour l'édification de mes frères et sœurs.

Ce livre est pour l'édification du corps de Christ.

Ce livre ne doit en aucun cas remplacer la Bible qui est la source d'où est puisée cette révélation.

Ce que vous allez découvrir dans ce livre vous servira au quotidien dans vos moments d'intimité initiés et conduits par le Saint Esprit par la seule grâce du Père.

Les citations bibliques utilisées sont tirées des versions suivantes :

Louis Segond - Parole de Vie - Darby - Parole Vivante - Martin - Bible en Français Courant - Bible de Jérusalem - Nouvelle Bible Segond - La Bible du Semeur.

ACTIONS DE GRÂCE

Je rends grâce à Dieu, qui dans Son Amour m'a sauvé, affranchi et associé à Lui dans Son Œuvre.

Je rends grâce à Dieu, pour la vie de ma femme et de mes enfants. Je rends grâce à Dieu pour l'œuvre du Saint-Esprit dans les différents ministères repartis dans le monde, pour leur travail qui nous nourrit spirituellement.

Je rends grâce à Dieu, pour les merveilleuses personnes qui ont participé à cette œuvre.

Il m'est impossible de tous les citer mais je ne saurai taire certains noms : le couple Sénécal, pour le temps investi dans la lecture du manuscrit.

Je rends grâce à Dieu, pour la vie de chaque lecteur et de chaque lectrice.

L'utilisation de ces Livrets vous enrichira spirituellement, vous ne serez plus la même personne : sûrement meilleure qu'auparavant.

AVANT PROPOS

70% de notre vie sont dirigés par nos pensées qui nous donnent une direction.

Notre cerveau possède un pouvoir étonnant, celui de jongler avec nos émotions, avec une facilité déconcertante.

Et quand la situation que nous vivons nous déplaît, les idées négatives se mettent à fuser dans tous les sens à l'intérieur de notre tête. C'est le genre de choses qui nous maintient la tête sous l'eau, parfois pendant des heures, ou pire encore, des jours entiers.

Tout ce temps est perdu à jamais. Alors qu'il aurait pu être utilisé de façon bien plus efficace ou agréable.

Face aux circonstances que vous vivez actuellement dans votre vie, décidez aujourd'hui d'appeler à l'existence ce que vous voulez voir arriver dans votre vie, à cours, moyen et long terme et, attendez-le en persévérant.

Que tout ce qui est vrai, tout ce qui est honorable, tout ce qui est juste, tout ce qui est pur, tout ce qui est aimable, tout ce qui mérite l'approbation, ce qui est vertueux et digne de louange, soit l'objet de vos pensées. Philippiens 4 : 8

Soyons transformés par le renouvellement de notre intelligence ; exerçons-nous à penser et à parler selon la Parole de Dieu. Que la révélation de la Parole dans cette série des livrets « Papa tu m'as dit », nous fasse entrer chacun de nous dans sa destinée ici et pour l'éternité.

TABLE DES MATIERES

Introduction

INTRODUCTION

Pourquoi ma souffrance est-elle continuelle ? Pourquoi ma plaie est-elle douloureuse, et ne veut-elle pas se guérir ?

Nous avons comme réflexe face aux difficultés de la vie, de rabâcher nos pensées négatives, de nous plaindre, de raconter nos malheurs à ceux qui nous entourent pour tenter de trouver du soutien.

En agissant ainsi nous semons des paroles et attirons le négatif. Comme des graines, les paroles sont semées et ensuite elles prennent vie tôt ou tard.

Papa tu m'as dit, qu'il nous soit fait selon Ta Parole.

Serais-tu pour moi comme une source trompeuse,
Comme une eau dont on n´est pas sûr ?

Les miracles ne sont pas des accidents dans notre vie. Ce sont les réponses de notre Père à notre obéissance de la Foi. L'obéissance engage notre Père à accomplir Sa Parole.

La Parole de notre Père s'applique à quiconque la reçoit et y croit (Matthieu 7 : 24). Elle s'adresse à chacun de nous personnellement.

Quand la vie est trop dure, vous ne savez plus quoi faire, qui appeler, où regarder, la seule chose qui vous reste à faire pour sortir de ce tourment : s'exercer à voir les événements selon la perspective de notre Père et non selon la perspective humaine.

La relecture, la répétition de ces livrets stimuleront votre mémoire. Elles vous permettront de retenir les paroles qui vous aideront à faire face aux tourments de la saison que vous vivez actuellement.

Cherchons notre Père Amour qui se trouve dans Sa Parole.

Offrez la série des livrets **Papa tu m'as dit** à une personne autour de vous. Par ce geste vous pouvez :

- Devenir la réponse à un souhait, une prière, un désir ;

- Illuminer la vie de cette personne ;

- Saisir une opportunité de contribuer à diffuser la parole de Dieu et à transformer des vies.

C'est pourquoi encouragez-vous les uns les autres et aidez-vous mutuellement à grandir dans la foi, comme vous le faites déjà. 1 Thessaloniciens 5 :11

A SAVOIR

Au commencement était la Parole, et la **Parole était** avec Dieu, et la **Parole était** Dieu. Toutes choses ont été faites par elle, et rien de ce qui a été fait n'a été fait sans elle.

Le Dieu qui a créé toutes choses, l'omniprésent, l'omniscient et l'omnipotent, et qui est à l'origine de l'univers est notre Père.

Nous sommes l'argile, et c'est notre Père qui nous a formés, Nous sommes l'ouvrage de ses mains.

Notre Père se révèle sous différents noms qui décrivent, démontrent les multiples facettes de son caractère et de sa puissance :

Dieu, l'Eternel, le Créateur, le Seigneur, le Tout-Puissant, le Roi des Rois, le Fidèle, le Véritable, la Parole, l'Amour, le Sauveur…

Je serai pour vous un père, Et vous serez pour moi des fils et des filles, Dit le Seigneur tout-puissant.
2 Corinthiens 6 : 18

Je vous invite à observer la nature, le lien entre un père ou une mère avec son enfant si vous arrivez à comprendre ce lien, alors vous pourrez effleurer la dimension de l'immense Amour que notre Père a pour nous.

Chaque père responsable désire le meilleur pour ses enfants. Les enfants eux, veulent vivre des expériences qui ne sont pas sans conséquences.

Le Père responsable espère que ses enfants garderont ses bons conseils pour qu'ils leur soient utiles dans la vie. Il est prêt à faire de son mieux pour garantir une belle vie à ses enfants.

Si donc, méchants comme nous sommes, nous savons donner de bonnes choses à nos enfants, à combien plus forte raison notre Père qui est dans les cieux nous donnera de bonnes choses à nous qui les lui demandons. Matthieu 7 : 11

Nous n'étions qu'une masse informe, mais tu nous voyais et, dans ton registre, se trouvaient déjà inscrits, tous les jours que tu nous avais destinés alors qu'aucun d'eux n'existait encore. Psaume 139 : 16

Notre Père, dans sa souveraineté et sa miséricorde nous fait la grâce de pouvoir nous approcher de lui par sa Parole et de vivre sa Parole. En effet, **le but de la révélation de Dieu est de susciter en nous « la foi en Lui, notre adoration et reconnaissance ».**

La balle est dans notre camp, rapprochons-nous de notre Père pour que dans nos vies, qu'il nous soit fait selon sa Parole.

Aussi la création attend-elle avec un ardent désir la révélation de nous les fils de Dieu. Romains 8 : 19

Prophétisons et changeons le cours de nos vies par la Parole.

Prophétiser

C'est parler l'avenir par **inspiration divine** : ce qui doit arriver, en annonçant la réalité de la Parole de Dieu qui est préparée d'avance pour nous.

Moi, le Seigneur, je connais les projets que je forme pour vous. Ce ne sont pas des projets de malheur, mais des projets de bonheur. Je veux vous donner un avenir plein d'espérance. Jérémie 29 : 11

Mon peuple est détruit parce qu'il lui manque la connaissance. Osée 4 : 6

Car nous sommes son ouvrage, ayant été créés en Jésus-Christ pour de bonnes œuvres, que Dieu a préparées d'avance, afin que nous les pratiquions. Éphésiens 2 : 10

Parler

Qu'il ne sorte de votre bouche aucune parole mauvaise… Éphésiens 4 : 29

Parler c'est prononcer, déclarer, annoncer, dire quelque chose.

Au commencement était la Parole, et la Parole était avec Dieu, et la Parole était Dieu. Jean 1 : 1

Dieu libère de la puissance par Sa parole. Il n'a jamais rien fait sans d'abord le dire. Dieu accorde de l'importance aux mots. Les mots sont spirituels ; ils ont du pouvoir.

La mort et la vie sont au pouvoir de la langue ;
Quiconque l'aime en mangera les fruits.
Proverbes 18 : 21

De la même bouche sortent la bénédiction et la malédiction. Il ne faut pas, mes frères, qu'il en soit ainsi.
Jacques 3 : 10

Les paroles que nous prononçons sont d'une importance vitale pour nos vies. La Parole de Dieu est faite pour être pratiquée. Il y a une puissance créative dans la parole. Dieu utilisa des mots pour créer le ciel et la terre.

Dieu dit : Je veille sur ma parole pour l'exécuter ;
Jérémie 1 : 12

Tel il est, tels nous sommes aussi dans ce monde : c'est
en cela que l'amour est parfait en nous…
1 Jean 4 : 17

Nous sommes des êtres spirituels.

Ceux, en effet, qui vivent selon la chair, s'affectionnent
aux choses de la chair, tandis que ceux qui vivent selon
l'esprit s'affectionnent aux choses de l'esprit.
Romains 8 : 4

Dieu annonçant l'arrivée du Messie, Jésus-Christ, Cela
avait été prophétisé sur des centaines, même des milliers
d'années. "Il vient. Il vient" Tout portait à croire que
cela ne pourrait jamais s'accomplir ; mais Il continuait à
l'annoncer.

Dieu prononça la Parole, encore et encore la Parole, et : la Parole s'est faite chair. Jean 1 : 14

Il en est ainsi pour toi. Ne cesse pas de déclarer ce que notre Père a dit pour ta vie. Et quand surviennent des problèmes, des tourbillons, prononce les paroles que Dieu t'a données.

Tes paroles prophétiques et de foi d'aujourd'hui ont comme mission d'activer la puissance de la Parole de Dieu dans ta vie.

Aussi longtemps que tu ne décides pas d'allumer l'interrupteur qui est ta bouche pour confesser la Parole de Dieu, le courant ne passera pas. La parole provoque la foi.

Tu deviens ce que tu crois.

Proclame avec foi ce que tu veux voir arriver dans ta vie
et attends-le en persévérant.

ENCOURAGEMENT

Qui veille sur ses paroles préserve sa vie, mais celui qui ouvre grand la bouche court à sa ruine. Proverbes 13 : 3

Parfois notre bouche en dit bien plus qu'elle ne devrait. Combien de fois avons-nous regretté ce que nous avons dit ?

Nous devrions faire attention et prendre le temps de réfléchir avant de parler.

Déclarer les paroles de notre Père au quotidien tout au long de notre existence nous permet d'entrer dans la destinée que Dieu a pour nous.

Notre Père nous dit qu'il veille sur Sa Parole pour son accomplissement car il connaît les projets qu'il a formés pour chacun de nous. L'Eternel, notre Papa, a des projets de paix et non de malheur, afin de nous donner un avenir et de l'espérance.

Il n'y a pas de date de péremption à la Parole de Dieu.

Ainsi en est-il de Sa Parole que nous proclamons, qui sort de notre bouche : Elle ne retourne point à notre Père sans effet, sans avoir exécuté sa volonté et accompli Ses desseins.

LE CHOIX

Semons la parole de notre Père par des déclarations et nous vivrons certainement ses effets. Faisons le choix de semer la Parole de notre Père tous les jours, dans chaque situation, il est important de nous appuyer sur elle, la proclamer jour et nuit. Jusqu'à ce qu'elle devienne la seule conviction et réalité, rien d'autre. C'est à ce moment-là exactement que vous déclencherez votre miracle.

Il ne douta point, par incrédulité, au sujet de la promesse de Dieu ; mais il fut fortifié par la foi, donnant gloire à Dieu, et ayant la pleine conviction que ce qu'il promet il peut aussi l'accomplir. Romains 4 : 20-21

Car c'est une prophétie dont le temps est déjà fixé, Elle marche vers son terme, et elle ne mentira pas ; si elle tarde, attends-la, car elle s'accomplira, elle s'accomplira certainement. Habacuc 2 : 3

Retenons fermement la profession de notre espérance, car celui qui a fait la promesse est fidèle.
Hébreux 10 : 23

Un des moyens le plus efficace de veiller soigneusement sur nos cœurs, car il est à la source de tout ce qui fait notre vie. Proverbes 4 : 23

Goûtons et voyons combien notre Père est bon ! Oui, heureux l'homme qui trouve son refuge en lui.
Psaume 34 : 9

RECOMMANDATION

Certaines paroles que Dieu nous a données par amour sont tellement connues, devenues familières que nous les lisons presque par habitude sans réellement en chercher le sens, ni y croire.

Ne répétons pas comme une récitation la Parole, recherchons à semer la Parole fraîche, dynamique et vivante de notre Père, la remuer en nous, la digérer, jusqu'à ce que la conviction fasse naître la foi, l'adoration, la reconnaissance, des louanges.

Approprions-nous la parole de notre Père avec le je, tu, nous. Pour que cette parole devienne réalité, appliquons-nous à cela spécifiquement dans notre quotidien.

Ces paroles vont prendre corps pour notre témoignage.

Nous avons tous l'intention d'abattre le mur qui se trouve devant nous et nous empêche d'avancer. Il nous faut plusieurs coups de masse (Parole) afin d'en arriver à bout.

Prononçons la Parole, encore et encore la Parole, comme la chanson que nous apprécions et : la Parole se fera chair.

Que la Parole de Dieu ne s'éloigne pas de nos bouches ; méditons la jour et nuit pour nous y conformer de façon régulière, déclarons-la et mettons la en pratique c'est alors que nous expérimenterons le plan parfait, mènerons à bien nos entreprises, c'est alors que nous réussirons.

Pour accéder aux merveilles et miracles de la Parole de notre Père dans notre vie, il nous faut naître de nouveau (accepter, reconnaître Jésus comme Seigneur et Sauveur) et avoir la ferme intention de demeurer dans Sa Parole.

Au début ce n'est pas facile de faire des déclarations pour déclencher nos témoignages :

Laissez-vous porter par une sainte colère soyez déterminé. Je ne te laisserai pas aller avant que tu ne m'aies béni Père. Genèse 32 : 26

Créez-vous une habitude matin, midi et soir (avant de s'endormir) pendant 7 jours les paroles qui correspondent à votre saison ; recevez et croyez seulement. Vous déclencherez ainsi vos miracles.

A chaque parole déclarée, appliquons la Puissance du sang de Jésus-Christ et qu'il nous soit fait selon la Parole de notre Père.

Selon la conduite du Saint-Esprit, à chaque fois que nous le pouvons, renouvelons l'alliance avec le Père en prenant le corps et le sang de Jésus-Christ et, par la même occasion bâtissons un autel pour sceller notre exaucement.

Renouvelons l'alliance à chaque fois que le Saint-Esprit nous le met à cœur.

Jésus leur dit : En vérité, en vérité, je vous le dis, si vous ne mangez pas le corps du Fils de l'homme et si vous ne buvez pas son sang, vous n'avez pas la vie en vous-mêmes.

Celui qui mange mon corps et qui boit mon sang a la vie éternelle, et moi, je le ressusciterai le dernier jour. En effet, mon corps est vraiment une nourriture et mon sang est vraiment une boisson. Jean 6 : 53-55

L'autel est l'expression de notre adoration et de la reconnaissance que nous exprimons à notre Père.

Par notre consécration nous devenons nous-mêmes une expression d'adoration.

Je vous exhorte donc, frères, par les compassions de Dieu, à offrir vos corps comme un sacrifice vivant, saint, agréable à Dieu, ce qui sera de votre part un culte raisonnable. Romains 12 : 1

Par lui, offrons sans cesse à Dieu un sacrifice de louange, c'est-à-dire le fruit de lèvres qui confessent son nom. Hébreux 13 : 15

L'expression de la reconnaissance c'est par le sacrifice d'action de grâces. Nous allons joindre nos paroles de remerciements aux actes.

Une façon bien plus pratique de poser un acte, agir pour réveiller la mémoire de Dieu en provoquant ainsi la manifestation de sa faveur. Ésaïe 43 : 26

Bâtir l'autel est une opportunité unique que Dieu nous donne de semer et de récolter plus que ce que nous avons semé. Nous semons en réalité pour nous-mêmes non pour Dieu.

Que chacun donne comme il l'a résolu en son cœur, sans tristesse ni contrainte ; car Dieu aime celui qui donne avec joie. 2 Corinthiens 9 : 7

Cette offrande va se matérialiser sous différentes formes selon la conduite du Saint-Esprit :

En prenant soin de la veuve et de l'orphelin, de l'étranger et du pauvre, en faisant un don ou en soutenant des organismes, des associations d'aide, des médias qui diffusent et valorisent la parole de Dieu, en offrant la Bible ou des livres édifiants, dans ton lieu de culte, auprès d'un serviteur de Dieu dont tu reconnais les actions en conformité avec la parole de Dieu.

Tu m'élèveras un autel de terre, sur lequel tu offriras tes holocaustes et tes sacrifices d'actions de grâces, tes brebis et tes bœufs.

Partout où je rappellerai mon nom, je viendrai à toi, et je te bénirai. Exode 20 : 24

L'Éternel apparut à Abram, et dit : Je donnerai ce pays à ta postérité. Et Abram bâtit là un autel à l'Éternel, qui lui était apparu. Genèse 12 : 7

Apprenez à faire le bien, recherchez la justice, protégez l'opprimé ; faites droit à l'orphelin, défendez la veuve. Ésaïe 1 : 17

Bénissons l'Eternel, notre Père en tout temps ; que sa louange soit toujours dans nos bouches. Psaume 34 : 2

Nous demandons, et nous ne recevons pas, parce que nous demandons mal, dans le but de satisfaire nos passions. Approprions-nous les Paroles de notre Père.

Créons une atmosphère ou simplement disposons-nous avant de commencer à prophétiser. Invitons ainsi le Saint Esprit dans le nom de Jésus-Christ, car nous ne savons pas ce qu'il nous convient de (parler) demander dans nos prières. Mais l'Esprit lui-même intercède par des soupirs inexprimables ;

SUR TA PAROLE ! Déclarez la Parole puis parlez en langue ou parlez avec l'intelligence selon que le Saint-Esprit vous conduit. Car notre Père connaît les mots exacts profonds de nos cœurs, de quoi nous avons besoin, avant que nous le lui demandions.

Voici donc comment nous devons prier :

Notre Père céleste ! Que la sainteté de ton nom soit respectée, que ton règne vienne, que ta volonté soit faite sur la terre comme au ciel.

Donne-nous aujourd'hui notre pain quotidien ; pardonne-nous nos offenses, comme nous aussi nous pardonnons à ceux qui nous ont offensés ; ne nous expose pas à la tentation, mais délivre-nous du mal, car c'est à toi qu'appartiennent, dans tous les siècles, le règne, la puissance et la gloire. Amen !

Ainsi en est-il de Sa parole, qui sort de notre bouche : Elle ne retourne point au Père sans effet, Sans avoir exécuté Sa volonté et accompli Ses desseins.
Ésaïe 55 : 11

Les paroles que tu nous dis sont esprit et vie.
Jean 6 : 63

Nous recevons, déclarons Tes paroles au nom de Jésus-Christ notre Sauveur et Seigneur.

Livret 3
Que ton règne vienne ;
que ta volonté soit faite
sur la terre comme au ciel

Aujourd'hui,
si vous entendez ma voix (Parole),
N'endurcissez pas vos cœurs
Hébreux 3 : 8

Il vous est avantageux que je m'en aille, car si je ne m'en vais pas, le consolateur ne viendra pas vers vous ; mais, si je m'en vais, je vous l'enverrai. Jean 16 : 7

Je ne vous laisserai pas orphelins, je reviens vers vous. Jean 14 : 18

Dieu le Père, Dieu le Fils et Dieu le Saint-Esprit sont trois personnes distinctes qui sont Dieu !

En mettant votre en foi en Jésus-Christ, le Saint-Esprit vient demeurer en vous pour toujours.

Si quelqu'un m'aime, il gardera ma parole, et mon Père l'aimera ; nous viendrons à lui, et nous ferons notre demeure chez lui. Jean 14 : 23

Le Saint-Esprit, le consolateur, est une personne extraordinaire et extrêmement accessible puisqu'il vit en nous. En lui donnant le contrôle et la possession de nos vies. Néanmoins, la nature humaine est en conflit permanant avec la volonté de Dieu.

Le règne vient par le Saint-Esprit et la volonté de Dieu s'accomplit par le Saint-Esprit. Cultivons l'habitude de parler au Saint-Esprit étant donné qu'il en nous.

Le Saint-Esprit :

- Possède des sentiments Esaïe 63.10 ; Ephésiens 4 : 30,

- Il aime Romain 15 : 30,

- Il possède une volonté Actes 15 : 28, 1 Corinthiens 12 : 11,

- Il parle Actes 8 : 29, Actes 13 : 2, Hébreux 3 : 7

Vous êtes une personne merveilleuse parce que vous êtes créée à l'image de notre Père. Tel il est tels nous sommes. 1 Jean 4 :17

Faisons l'homme à notre image, selon notre ressemblance, et qu'il domine sur les poissons de la mer, sur les oiseaux du ciel, sur le bétail, sur toute la terre, et sur tous les reptiles qui rampent sur la terre.
Genèse 1 : 26

… Mais tu m'as formé un corps… Pour faire, ô Dieu, ta volonté. Hébreux 10 :5-7

Nous sommes dotés d'une grande capacité et du caractère de notre Père. Cela est inscrit dans notre ADN pour nous aider à devenir pleinement à l'image de notre Père.

Votre corps est le temple du Saint-Esprit qui est en vous, que vous avez reçu de Dieu, et que vous ne vous appartenez point à vous-mêmes ? 1 Corinthiens 6 : 19

Pour quoi est-ce que vous vivez ?

Dieu a créé chacun d'entre nous dans un but précis. Nous devons comprendre le but de la vie à laquelle nous sommes destinés.

Mon corps n'était point caché devant toi, Lorsque j'ai été dans un lieu secret, Tissé dans les profondeurs de la terre. Quand je n'étais qu'une masse informe, tes yeux me voyaient ; Et sur ton livre étaient tous inscrits, Les jours qui m'étaient destinés, Avant qu'aucun d'eux existât. Psaume 139 : 15-16

C'est à nous de faire le choix de laisser jaillir en nous la nature divine, afin de manifester l'amour, la joie, la paix, la patience, l'amabilité, la bonté, la fidélité, la douceur, la maîtrise de soi. 2 Pierre 1 : 3, Galates 5 : 22

Nous vivons pour faire la volonté de Dieu et pour cela, le Père nous a donné son Esprit. : le Saint Esprit qui nous rend capable d'accomplir ce que le Père attend de nous.

Le Saint-Esprit qui a guidé Jésus au travers de sa chair va aussi nous guider au travers de la nôtre.

Nous étions connus d'avance et prédestinés à être semblables à l'image de Jésus. Romains 8, 29-30

Le Saint Esprit qui nous rend capable d'accomplir ce que le Père attend de nous.

C'est à ce moment précis où nous sommes faibles, au bout du rouleau que nous sommes forts par notre Père. Au lieu de subir l'épreuve, regardons-la en face en nous fiant à la parole de notre Père qui correspond à notre saison. Il est essentiel de garder à l'esprit une question : **Papa, que veux-tu m'apprendre dans cette épreuve ?** cela finira par booster ma foi en toi, m'apportera ta paix. J'en sortirai sûrement plus grand. Tu seras l'objet de mes louanges. Psaume 119 : 36

Maintenant !

Dans une atmosphère d'adoration, de louange et de méditation, conduits par le Saint Esprit, acceptons et déclarons sciemment avec conviction la vérité de la parole de Dieu. Eprouvez la vérité de ce que vous affirmez, déclenchez ainsi la vérité éternelle, inoubliable de la parole de notre Père.

Je vous le dis en vérité, si quelqu'un dit à cette montagne : Ote-toi de là et jette-toi dans la mer, et s'il ne doute point en son cœur, mais croit que ce qu'il dit arrive, il le verra s'accomplir. Marc 11 : 23

Dites à l'intérieur de vous ou déclarez à haute voix :

Portes, élevez vos linteaux ; Élevez-vous, portes éternelles ! Que le roi de gloire fasse son entrée !
Psaume 24 : 7

Mon âme, ma bouche, les ossements desséchés, les soucis, les infirmités, les problèmes, les pensées, le caractère, la peur, les maladies…

Ecoutez la Parole de mon Père, Aussi vrai que l'Eternel, mon Dieu, est vivant, je déclare !

Que ton règne vienne ; que ta volonté soit faite
sur la terre comme au ciel

Saint-Esprit

Que ton règne vienne ; que ta volonté soit faite
sur la terre comme au ciel

Saint-Esprit

SUR TA PAROLE ! **Jérémie 29 : 13** Vous me chercherez et vous me trouverez, parce que vous me chercherez de tout votre cœur.

Nous te cherchons et nous te trouvons, parce que nous te cherchons de tout notre cœur.

SUR TA PAROLE ! **Psaume 16 : 11** Tu me feras connaître le chemin de la vie : plénitude de joie en ta présence, et bonheur éternel auprès de toi.

Tu nous fais connaître le chemin de la vie : plénitude de joie en ta présence, et bonheur éternel auprès de toi.

SUR TA PAROLE ! **Joël 2 : 28** Je répandrai mon Esprit sur toute chair.

Tu as répandu ton Esprit sur toute chair (sur moi).

SUR TA PAROLE ! **Ezéchiel 37 : 14** Je mettrai mon esprit en vous, et vous vivrez ; je vous rétablirai dans votre pays, et vous saurez que moi, l'Éternel, j'ai parlé et agi, dit l'Éternel.

Eternel par Jésus nous avons ton esprit en nous, et nous vivons ; tu nous rétablis dans notre pays, et nous savons que toi Éternel, tu as parlé et agi.

SUR TA PAROLE ! **Job 33 : 4** Oui, c'est l'Esprit de Dieu qui m'a formé, c'est le souffle du Tout-Puissant qui me fait vivre.

C'est toi Esprit de Dieu qui m'a formé, c'est le souffle du Tout-Puissant qui me fait vivre.

SUR TA PAROLE ! **2 Corinthiens 4 : 13** Nous sommes animés de ce même esprit de foi dont il est question dans cette parole de l'Ecriture : J'ai cru, voilà pourquoi j'ai parlé.

Je suis animé de l'esprit de foi dont il est question dans cette parole de l'Ecriture : Nous avons cru, voilà pourquoi nous parlons.

SUR TA PAROLE ! **Actes 2 : 17** Dans les derniers jours dit Dieu, je répandrai de mon Esprit sur toute chair ;

Par ta grâce, tu as répandu de ton Esprit sur nous ; (sur moi)

SUR TA PAROLE ! **Jean 3 : 6** Ce qui naît de l'Esprit est animé par l'Esprit.

Je suis né de l'Esprit donc animé par toi Saint-Esprit.

SUR TA PAROLE ! **Actes 2 : 4** Et ils furent tous remplis du St-Esprit et ils se mirent à parler en d'autres langues.

Tu nous as remplis de ton Esprit et nous pouvons parler en d'autres langues.

SUR TA PAROLE ! **Ephésiens 1 : 13** En lui, vous avez cru et vous avez été scellé du St-Esprit qui avait été promis,

En toi Christ, nous avons cru et nous avons été scellés du Saint-Esprit qui avait été promis,

SUR TA PAROLE ! **Jean 15 : 26** Quand sera venu le consolateur que je vous enverrai de la part du Père, l'Esprit de vérité, qui vient du Père,

Oui le Consolateur est avec nous, l'Esprit de vérité envoyé par notre Père,

SUR TA PAROLE ! **Jean 16 : 13** Quand le consolateur sera venu, l'Esprit de vérité, il vous conduira dans toute la vérité ; car il ne parlera pas de lui-même, mais il dira tout ce qu'il aura entendu, et il vous annoncera les choses à venir.

Esprit de vérité, tu nous conduis dans toute la vérité ; car tu ne parles pas de toi-même, mais tu nous dis tout ce que tu as entendu, et tu nous annonces les choses à venir.

SUR TA PAROLE ! **Jean 14 : 26** Mais le défenseur, l'Esprit saint que le Père enverra en mon nom, vous enseignera toutes choses et vous rappellera tout ce que je vous ai dit.

Le défenseur, l'Esprit Saint que le Père nous a envoyé par ton nom Jésus, nous enseigne toutes choses et nous rappelle tout ce que tu nous as dit.

SUR TA PAROLE ! **1 Thessaloniciens 5 : 19** N'empêchez pas l'Esprit de vous éclairer.

Je ne veux pas t'empêcher Saint-Esprit de m'éclairer.

SUR TA PAROLE ! **1 Thessaloniciens 5 : 19** N´éteignez pas l´Esprit.

Je ne veux pas t'éteindre Esprit de mon Papa !

SUR TA PAROLE ! **Jean 6 : 63** C'est l'Esprit qui donne la vie ; l'homme n'aboutit à rien par lui-même. Les paroles que je vous ai dites sont Esprit et vie.

C'est toi Saint-Esprit qui me donne la vie ; je n'aboutis à rien par moi-même. Les paroles que tu nous dis, sont Esprit et vie.

SUR TA PAROLE ! **Galates 5 : 25** Si nous vivons par l'Esprit, laissons-nous aussi conduire par l'Esprit.

Je vis par toi Saint-Esprit et je te laisse me conduire.

SUR TA PAROLE ! **Proverbes 23 : 23** Acquiers la vérité, la sagesse, l'instruction et le discernement, et ne t'en dessaisis pas.

Nous acquérons ainsi la vérité, la sagesse, l'instruction et le discernement, et nous ne nous en dessaisissons pas.

SUR TA PAROLE ! **Romains 8 : 16** L'Esprit Saint lui-même rend témoignage à notre esprit que nous sommes enfants de Dieu.

Saint-Esprit tu rends toi-même témoignage à mon esprit que je suis enfant de Dieu.

SUR TA PAROLE ! **Jacques 3 : 3** Quand nous mettons un mors dans la bouche des chevaux, pour qu'ils nous obéissent, nous dirigeons aussi tout leur corps.

Saint-Esprit met en nous un mors* dans nos bouches pour que nous t'obéissions, dirige ainsi tout notre corps.

* Dispositif, le plus souvent en acier, placé dans la bouche d'un cheval sur les barres et qui, par l'intermédiaire des rênes, permet de le conduire.

SUR TA PAROLE ! **Romains 8 : 11** Et si l'Esprit de celui qui a ressuscité Jésus d'entre les morts habite en vous, celui qui a ressuscité le Christ d'entre les morts rendra aussi la vie à vos corps mortels par son Esprit qui habite en vous.

C'est toi Saint-Esprit qui a ressuscité Jésus d'entre les morts et tu habites en nous, aussi toi qui as ressuscité le Christ d'entre les morts, tu rendras la vie à nos corps mortels.

SUR TA PAROLE ! **Romains 8 : 14-15** Car ceux qui sont conduits par l'Esprit de Dieu sont fils de Dieu… vous avez reçu l'Esprit qui fait de vous des fils adoptifs de Dieu. Car c'est par cet Esprit que nous crions : Abba, c'est-à-dire Père !

Nous sommes conduits par l'Esprit de Dieu, nous sommes donc fils de Dieu… nous t'avons reçu toi l'Esprit qui fait de nous des fils adoptifs de Dieu. Car c'est par toi que nous crions : Abba, ce qui veut dire Père !

SUR TA PAROLE ! **Jean 16 : 15** Tout ce que le Père possède est aussi à moi ; voilà pourquoi j'ai dit qu'il prend de ce qui est à moi et qu'il vous l'annoncera.

Tout ce que notre Père possède est aussi à toi Jésus ; c'est pourquoi tu nous as dit que l'Esprit prend de ce qui est à toi pour nous l'annoncer.

SUR TA PAROLE ! **1 Corinthiens 6 : 11** …Mais vous avez été lavés, mais vous avez été sanctifiés, mais vous avez été justifiés au nom du Seigneur Jésus Christ, et par l'Esprit de notre Dieu.

Nous avons été lavés, nous avons été sanctifiés, nous avons été justifiés au nom du Seigneur Jésus Christ, et par l'Esprit de notre Dieu.

SUR TA PAROLE ! **Romains 14 : 17** Car le royaume de Dieu, ce n'est pas le manger et le boire, mais la justice, la paix et la joie, par le Saint Esprit.

Le royaume de Dieu, ce n'est pas le manger et le boire, mais la justice, la paix et la joie, par toi Saint Esprit.

SUR TA PAROLE ! **Galates 4 : 6-7** … Dieu a envoyé dans vos cœurs l'Esprit de son Fils qui crie : Abba, c'est-à-dire « Père ». Ainsi donc, tu n'es plus esclave, mais fils, et, puisque tu es fils, tu es héritier des biens promis, grâce à Dieu.

Mon Dieu tu as envoyé dans mon cœur l'Esprit de ton Fils qui crie : Abba, Père. Je ne suis plus esclave, mais fils/fille, et puisque je suis fils/fille, je suis héritièr /e des biens promis, par ta grâce.

SUR TA PAROLE ! **1 Pierre 1 : 23** Car vous êtes nés à une vie nouvelle, non d'un homme mortel, mais d'une semence immortelle : la Parole vivante et éternelle de Dieu.

Je suis né à une vie nouvelle, non d'un homme mortel, mais d'une semence immortelle : la Parole vivante et éternelle de notre Dieu.

SUR TA PAROLE ! **Éphésiens 4 : ...21-24** ... vous avez été instruits à vous dépouiller, eu égard à votre vie passée, du vieil homme qui se corrompt par les convoitises trompeuses, à être renouvelés dans l'esprit de votre intelligence, et à vous revêtir de l'homme nouveau, créé conformément à la pensée de Dieu, pour mener la vie juste et sainte que produit la vérité.

Je me dépouille du vieil homme et de ses convoitises trompeuses et je me revêts de l'homme nouveau, créé conformément à la pensée de Dieu, pour mener la vie juste et sainte que produit la vérité.

SUR TA PAROLE ! **Ezéchiel 36 :27** C'est mon Esprit que je mettrai en vous. Ainsi, je vous ferai suivre mes prescriptions, garder et respecter mes règles.

C'est ton Esprit que tu as mis en nous. Ainsi, tu nous fais suivre tes prescriptions, garder et respecter tes règles.

SUR TA PAROLE ! **Colossiens 3 : 9-10** Ne mentez pas les uns aux autres, vous étant dépouillés du vieil homme et de ses œuvres et vous étant revêtus de l'homme nouveau. Celui-ci se renouvelle pour être l'image de son Créateur afin de parvenir à la pleine connaissance.

Je ne mens pas, m'étant dépouillés du vieil homme et m'étant revêtus de l'homme nouveau. Celui-ci se renouvelle pour être l'image de mon créateur afin que je parvienne à la pleine connaissance.

Ne nous mentons pas les uns aux autres, étant dépouillés du vieil homme et nous étant revêtus de l'homme nouveau. Celui-ci se renouvelle pour être l'image de notre créateur afin que nous parvenions à la pleine connaissance.

Qu'il nous soit fait selon Ta Parole

Je te fais confiance

Que ton règne vienne ; que ta volonté soit faite
sur la terre comme au ciel

Présence de Dieu

Présence de Dieu

SUR TA PAROLE ! **Psaume 16 : 8** J´ai constamment l´Éternel sous mes yeux ; Quand il est à ma droite, je ne chancelle pas.

Eternel je t'ai constamment sous mes yeux ; Quand tu es à ma droite, je ne chancelle pas.

SUR TA PAROLE ! **Actes 10 : 38** … Car Dieu était avec lui.

Je déclare que tu es avec moi (nous).

SUR TA PAROLE ! **Psaume 22 : 4** … tu es le Saint, tu sièges au milieu des louanges

Tu es le Saint et tu sièges au milieu de nos louanges.

SUR TA PAROLE ! **Esaïe 43 : 21** Le peuple que je me suis formé publiera mes louanges.

Nous, ton peuple, publions tes louanges.

SUR TA PAROLE ! **2 Corinthiens 6 : 16** Car nous sommes le temple du Dieu vivant, comme Dieu l'a dit : J'habiterai et je marcherai au milieu d'eux ; je serai leur Dieu ils seront mon peuple.

Je suis le temple du Dieu vivant, tu habites et tu marches au milieu de nous ; tu es notre Dieu et nous sommes ton peuple.

SUR TA PAROLE ! **Psaume 65 : 5** Heureux celui que tu choisis et que tu fais approcher, Pour qu'il demeure dans tes parvis ! Nous nous rassasierons du bonheur de ta maison, De la sainteté de ton temple.

Heureux sommes-nous d'avoir été choisis et de ce que tu nous fais approcher, pour que nous demeurions dans tes parvis ! Nous nous rassasions du bonheur de ta maison, de la sainteté de ton temple.

SUR TA PAROLE ! **Exode 33 : 18** Fais-moi voir ta gloire !

Fais-moi voir ta gloire !

SUR TA PAROLE ! **Esaïe 60 : 1**… et la gloire de l'Eternel se lève sur toi.

Eternel, ta gloire se lève sur moi.

SUR TA PAROLE ! **Hébreux 1 : 3** … le Fils étant le reflet de sa gloire,

Jésus, toi le Fils, tu es le reflet de la gloire de notre Père,

SUR TA PAROLE ! **1 Pierre 4 : 14** Si vous êtes outragés pour le nom de Christ, vous êtes heureux, parce que l'Esprit de gloire, l'Esprit de Dieu, repose sur vous.

Si je suis outragé pour ton nom, Christ, je suis heureux, parce que l'Esprit de gloire, l'Esprit de Dieu, repose sur moi.

SUR TA PAROLE ! **2 Corinthiens 3 : 18** Nous tous qui le visage découvert, contemplons comme dans un miroir la gloire du Seigneur, nous sommes transformés en la même image, de gloire en gloire, comme par le Seigneur, l'Esprit.

Nous tous qui le visage découvert, contemplons comme dans un miroir ta gloire Seigneur, nous sommes transformés en la même image, de gloire en gloire, comme par le Seigneur l'Esprit.

SUR TA PAROLE ! **Psaume 66 : 2** Chantez la gloire de son nom, Célébrez sa gloire par vos louanges !

Je chante la gloire de ton nom, je célèbre ta gloire par mes louanges !

SUR TA PAROLE ! **Apocalypse 5 : 12** L'agneau qui a été immolé est digne de recevoir la puissance, la richesse, la sagesse, la force, l'honneur, la gloire et la louange.

Jésus, toi l'agneau immolé, tu es digne de recevoir la puissance, la richesse, la sagesse, la force, l'honneur, la gloire et la louange.

SUR TA PAROLE ! **Actes 2 : 3** Des langues qui semblaient de feu leur apparurent, séparées les unes des autres, et elles se posèrent sur chacun d'eux.

Nous sommes tous remplis du Saint-Esprit. Des langues de feu se sont posées sur chacun de nous. Nous sommes remplis du Saint-Esprit.

SUR TA PAROLE ! **2 Corinthiens 13 : 13** Que la grâce du Seigneur Jésus-Christ, l'amour de Dieu et la communion du Saint-Esprit soient avec vous tous !

Que la grâce du Seigneur Jésus-Christ, l'amour de Dieu et la communion du Saint-Esprit soient avec nous tous !

Qu'il nous soit fait selon Ta Parole

Je te fais confiance

Que ton règne vienne ; que ta volonté soit faite
sur la terre comme au ciel

Ta volonté

Que ton règne vienne ; que ta volonté soit faite
sur la terre comme au ciel

Ta volonté

SUR TA PAROLE ! **Deutéronome 6 : 5** Tu aimeras l'Eternel ton Dieu de tout ton cœur, de toute ton âme et de toute ta force.

Eternel notre Dieu nous t'aimons de tout notre cœur, de toute notre âme et de toute notre force.

SUR TA PAROLE ! **Josué 24 : 14** …respectez l'Eternel et servez-le de façon irréprochable et avec fidélité. Rejetez les dieux auxquels vos ancêtres rendaient un culte de l'autre côté de l'Euphrate et en Egypte, et rendez un culte à l'Eternel seulement.

Eternel nous te respectons et nous désirons te servir de façon irréprochable et avec fidélité. Nous avons rejeté les dieux auxquels nos ancêtres rendaient un culte… et nous te rendons un culte Eternel, à toi seulement.

SUR TA PAROLE ! **Deutéronome 11 : 26-27** Vois, je mets aujourd'hui devant vous la bénédiction et la malédiction : la bénédiction, si vous obéissez aux commandements de l'Éternel, votre Dieu, que je vous prescris en ce jour ;

Tu as mis devant nous la bénédiction et la malédiction : nous avons choisi la bénédiction, et nous obéissons aux commandements que tu nous as prescrits Éternel notre Dieu ;

SUR TA PAROLE ! **1 Rois 8 : 61** Quant à vous, que votre cœur soit attaché sans réserve à l'Eternel notre Dieu, pour que vous viviez d'une manière conforme à ses lois et que vous obéissiez à ses commandements, comme c'est le cas aujourd'hui.

Notre cœur s'attache à toi sans réserve Eternel notre Dieu, nous voulons vivre d'une manière conforme à tes lois et obéir à tes commandements.

SUR TA PAROLE ! **Deutéronome 30 : 20** Choisissez d'aimer l'Eternel votre Dieu, de lui obéir et de lui rester attachés, car c'est lui qui vous fait vivre et qui pourra vous accorder de passer de nombreux jours dans le pays que l'Eternel a promis par serment de donner à vos ancêtres Abraham, Isaac et Jacob

Nous avons choisi de t'aimer Eternel notre Dieu, de t'obéir et de te rester attachés, car c'est toi qui nous fais vivre et qui pourra nous accorder de passer de nombreux jours dans le pays que toi Eternel tu as promis par serment de donner à nos ancêtres Abraham, Isaac et Jacob

SUR TA PAROLE ! **1 Timothée 6 : 7** Nous n'avons rien apporté dans ce monde, et nous ne pouvons rien en emporter.

Nous n'avons rien apporté dans ce monde, et nous ne pouvons rien en emporter.

SUR TA PAROLE ! **1 Chroniques 28 : 9** …apprends à bien connaître le Dieu de ton père et adore-le d'un cœur sans partage et d'un esprit bien disposé, car l'Eternel regarde jusqu'au fond des cœurs et il discerne toutes les intentions. Si tu t'attaches à lui, il interviendra en ta faveur, mais si tu te détournes de lui, il te rejettera pour toujours.

Nous apprenons à bien te connaître notre Dieu et nous t'adorons d'un cœur sans partage et d'un esprit bien disposé, car Eternel tu regardes jusqu'au fond de nos cœurs et tu discernes toutes nos intentions. Nous nous attachons à toi et tu interviens en notre faveur,

SUR TA PAROLE ! **Exode 20 : 12-17** Honore ton père et ta mère, afin que tes jours se prolongent dans le pays que l'Éternel, ton Dieu, te donne. Tu ne tueras point. Tu ne commettras point d'adultère. Tu ne déroberas point. Tu ne porteras point de faux témoignage contre ton prochain. Tu ne convoiteras point la maison de ton prochain ; tu ne convoiteras point la femme de ton prochain, ni son serviteur, ni sa servante, ni son bœuf, ni son âne, ni aucune chose qui appartienne à ton prochain.

Nous honorons notre père et notre mère, afin que nos jours se prolongent dans le pays que tu nous donnes. Nous ne tuons point. Nous ne commettons point d'adultère. Nous ne dérobons point. Nous ne portons point de faux témoignage contre notre prochain.

Nous ne convoitons point la maison de notre prochain ; nous ne convoitons point la femme de notre prochain, ni son serviteur, ni sa servante, ni son bœuf, ni son âne, ni aucune chose qui appartienne à notre prochain.

SUR TA PAROLE ! **Proverbes 3 : 9-10** Honore l'Eternel avec tes biens et avec les premiers de tous tes produits ! Alors tes greniers seront abondamment remplis et tes cuves déborderont de vin nouveau.

Nous t'honorons Eternel avec nos biens et avec les premiers de tous nos produits ! Alors nos greniers seront abondamment remplis et nos cuves déborderont de vin nouveau.

SUR TA PAROLE ! **Matthieu 6 : 24** Nul ne peut être en même temps au service de deux maîtres, car ou bien il détestera l'un et aimera l'autre, ou bien il sera dévoué au premier et méprisera le second. Vous ne pouvez pas servir en même temps Dieu et l'Argent.

Nous ne voulons pas être au service de deux maîtres en même temps, car ou bien nous détesterions l'un et aimerions l'autre, ou bien nous serions dévoués au premier et mépriserions le second. Nous ne pouvons pas servir en même temps Dieu et l'Argent.

SUR TA PAROLE ! **Deutéronome 5 : 33** Suivez exactement le chemin que l'Eternel votre Dieu vous a prescrit, et vous vivrez heureux et vous jouirez d'une longue vie dans le pays dont vous allez prendre possession.

Eternel nous suivons exactement le chemin que tu nous as prescrit, et nous vivrons heureux et nous jouirons d'une longue vie dans le pays dont nous avons pris possession.

SUR TA PAROLE ! **Proverbes 3 : 1-2** Mon fils, n'oublie pas mes instructions et que ton cœur retienne mes commandements, car ils rallongeront tes jours et ajouteront des années à la durée de ta vie et t'assureront le bonheur.

Nous n'oublions pas tes instructions et nos cœurs retiennent tes commandements, car ils rallongent nos jours et ajoutent des années à la durée de nos vies et nous assurent le bonheur.

SUR TA PAROLE ! **Esaïe 51 : 8** Mais tu veux que la droiture demeure au fond de mon être. Tu m'enseignes la sagesse au plus profond de moi-même.

Ta droiture demeure au fond de notre être Eternel. Tu nous enseignes la sagesse au plus profond de nous-mêmes.

SUR TA PAROLE ! **Proverbes 16 : 13** Un roi prend plaisir à ceux dont les paroles sont justes, et il aime ceux qui parlent avec droiture.

Toi notre Roi (Jésus) tu prends plaisir à nos paroles justes, et tu aimes que nous parlions avec droiture.

Que ton règne vienne ; que ta volonté soit faite
sur la terre comme au ciel

Aujourd'hui,
J'ai entendu ta voix (Parole),
Mon cœur n'est pas endurci
Hébreux 3 : 8

Je fais le choix d'accorder de la valeur à ta parole

Livret 3
Que ton règne vienne ;
que ta volonté soit faite
sur la terre comme au ciel

AMEN, AMEN, AMEN
LA CERTITUDE DE TON EXAUCEMENT

Nos problèmes, blessures intérieures nous obligent à regarder vers nous, à fixer notre attention sur nos drames. La louange nous conduit à regarder vers Dieu, à le remercier pour ce qu'il est, pour sa Parole, pour ses bontés, pour sa fidélité, pour son amour et nous donne la certitude de son exaucement.

Ton exaucement est certain comme la certitude que tu as de voir le soleil se lever tous les matins pour accomplir sa mission prophétisée par la Parole de Dieu dès le commencement.

Prononçons la Parole, encore et encore la Parole, et : la Parole se fera chair.

"Nous prierons sans cesse"

1 Thessaloniciens 5 : 17

Nous ne nous relâchons pas.

Luc 18 : 1

SUR TA PAROLE ! **Jérémie 1 : 12** Eh bien, je veille sur ma parole pour accomplir ce que j'ai dit ;

Tu veilles sur ta parole pour accomplir ce que tu as dit ;

SUR TA PAROLE ! **Esaïe 58 : 9** Alors tu appelleras, et l'Éternel répondra ; Tu crieras, et il dira : Me voici !

Eternel lorsque nous t'appelons, tu nous réponds ; nous crions, et tu nous dis : me voici !

SUR TA PAROLE ! **Jérémie 29 : 12** Alors vous m'invoquerez et vous viendrez m'adresser vos prières, et je vous exaucerai.

Alors que nous t'invoquons et venons t'adresser nos prières, tu nous exauces.

SUR TA PAROLE ! **Ésaïe 65 : 24** Avant qu'ils m'invoquent, je répondrai ; Avant qu'ils aient cessé de parler, j'exaucerai.

Avant que nous t'invoquions, Tu réponds ; Avant que nous ne cessions de parler, Tu nous exauces.

SUR TA PAROLE ! **Psaume 6 : 10** L'Eternel exauce mes supplications. L'Eternel accueille ma prière.

Eternel tu exauces nos supplications et tu accueilles nos prières.

SUR TA PAROLE ! **1 Pierre 1 : 21** Que votre foi et votre espérance soient en Dieu.

Ma foi et mon espérance sont en toi mon Dieu (mon Papa)

SUR TA PAROLE ! **Romains 8 : 32** Lui, qui n'a point épargné son propre Fils, mais qui l'a livré pour nous tous, comment ne nous donnera-t-il pas aussi toutes choses avec lui ?

Toi, qui n'as point épargné ton propre Fils, que tu as livré pour nous tous, comment ne nous donneras-tu pas aussi toutes choses avec toi ?

SUR TA PAROLE ! **Psaume 28 : 6** Loué soit l'Eternel, car il m'exauce lorsque je le supplie.

Nous te louons Eternel, car tu nous exauces lorsque nous te supplions.

SUR TA PAROLE ! **2 Thessaloniciens 3 :16** Que le Seigneur de la paix vous donne lui-même la paix en tout temps, de toute manière !

Que le Seigneur de la paix nous donne lui-même la paix en tout temps, de toute manière !

SUR TA PAROLE ! **2 Samuel 7 : 25** Eternel Dieu, fais subsister pour toujours la parole que tu as prononcée sur ton serviteur et sur sa maison, et agis selon ta parole.

Eternel Dieu, fais subsister pour toujours la parole que tu as prononcée sur moi ton serviteur et sur ma maison, et agis selon ta parole.

SUR TA PAROLE ! **1 Jean 5 : 14** Voici l'assurance que nous avons auprès de lui : si nous demandons quelque chose selon sa volonté, il nous écoute. Et si nous savons qu'il nous écoute, quoi que ce soit que nous demandions, nous savons que nous possédons ce que nous lui avons demandé.

Voici l'assurance que nous avons auprès de toi : si nous demandons quelque chose selon ta volonté, tu nous écoutes. Et si nous savons que tu nous écoutes, quoi que ce soit que nous te demandions, nous savons que nous possédons ce que nous t'avons demandé.

SUR TA PAROLE ! **Psaume 65 : 6** Par des interventions redoutables, avec justice, Tu nous réponds, Dieu de notre salut,

Par des interventions redoutables, avec justice, Tu nous réponds, Dieu de notre salut,

SUR TA PAROLE ! **2 Samuel 7 : 28** Maintenant, Seigneur Eternel, c'est toi qui es Dieu, tes paroles sont vérité, et tu as annoncé ce bienfait à ton serviteur.

Maintenant, Seigneur Eternel, c'est toi qui es Dieu, tes paroles sont vérité, et tu m'as annoncé ce bienfait à moi ton serviteur.

SUR TA PAROLE ! **Psaume 138 : 7** Oui, l'Eternel achèvera son œuvre en ma faveur.

Oui, Eternel tu achèves ton œuvre en notre faveur.

SUR TA PAROLE ! **Romains 8 : 28** Nous savons en outre que Dieu fait concourir toutes choses au bien de ceux qui l'aiment, de ceux qui ont été appelés conformément au plan divin.

Nous savons en outre notre Dieu, que tu fais concourir toutes choses pour notre bien pour nous qui t'aimons, nous qui avons été appelés conformément à ton plan divin.

SUR TA PAROLE ! **2 Samuel 7 : 29** Car c'est toi, Seigneur Eternel, qui as parlé, et par ta bénédiction la maison de ton serviteur sera bénie éternellement.

Car c'est toi, Seigneur Eternel, qui as parlé, et par ta bénédiction la maison de ton serviteur sera bénie éternellement.

SUR TA PAROLE ! **Josué 3 : 10** A ceci vous reconnaitrez que le Dieu vivant est au milieu de vous.

A ceci nous reconnaitrons que le Dieu vivant (Papa) est au milieu de nous.

Les paroles de notre Père sont esprit et vie.
Jean 6 : 63

Papa, tu as entendu nos prières, tu as vu nos larmes. Ésaïe 38 : 4-5

Tu nous connais par nos noms et nous avons trouvé grâce à tes yeux. Exode 33 : 12

SUR TA PAROLE ! **1 Thessaloniciens 5 : 24** Celui qui vous a appelés est fidèle, et c'est lui qui le fera

C'est toi qui nous as appelés, tu es fidèle, et c'est toi qui le feras (accompliras ce que tu nous as dit)

Tu fais pour nous toute chose bonne en ton temps; Ecclésiaste 3 : 11

SUR TA PAROLE ! 2 **Jean 1 : 3** La grâce, la miséricorde et la paix seront avec nous de la part de Dieu le Père et de la part de Jésus-Christ, le Fils du Père, dans la vérité et l'Amour.

La grâce, la miséricorde et la paix seront avec nous de ta part notre Dieu le Père et de la part de Jésus-Christ, le Fils du Père (premier né), dans la vérité et l'Amour.

SUR TA PAROLE ! **Philippiens 4 :19** Mon Dieu pourvoira à tous vos besoins selon sa richesse, avec gloire, en Christ-Jésus.

Mon Dieu (mon Papa) pourvoira à tous nos besoins selon sa richesse, avec gloire, en Christ-Jésus.

Nous reconnaissons que l'Eternel, notre Père parle et agit (encore aujourd'hui). Oracle de l'Eternel. Ezéchiel 37 : 14

SUR TA PAROLE ! **1 Pierre 2 : 6** Et celui qui croit en elle ne sera pas confondu.

Nous croyons en ta parole nous ne serons pas confondus.

SUR TA PAROLE ! **1 Thessaloniciens 5 : 16** Soyez toujours joyeux.

Nous sommes toujours joyeux.

SUR TA PAROLE ! **Philippiens 4 : 4** Réjouissez-vous toujours dans le Seigneur ; je le répète, réjouissez-vous.

Nous nous réjouissons toujours dans le Seigneur ; nous le répétons, nous nous réjouissons.

SUR TA PAROLE ! **Philippiens 4 :20** A Dieu notre Père la Gloire aux siècles des siècles. Amen

A Dieu notre Père la Gloire aux siècles des siècles. Amen

Après avoir déclaré, gardez le silence un moment, prenez le temps d'écouter Dieu toujours dans cette atmosphère d'adoration, de reconnaissance et de louange.

Papa tu m'as dit

Qu'il nous soit fait selon Ta Parole

Amen

LE PREALABLE

Recevoir Jésus-Christ comme son Seigneur et Sauveur personnel. Ceci est nécessaire pour ceux qui ne l'ont pas encore accepté, afin qu'ils puissent pleinement expérimenter la parole de notre Père, le créateur.

Mais à tous ceux qui L'ont reçue, à ceux qui croient en Son nom, elle a donné le pouvoir de devenir enfants de Dieu... Jean 1 : 12

Si tu confesses de ta bouche le Seigneur Jésus, et si tu crois dans ton cœur que Dieu l'a ressuscité des morts, tu seras sauvé. Romains 10 : 9

Que ton règne vienne ; que ta volonté soit faite
sur la terre comme au ciel

PRIERE DU SALUT

Ici et maintenant,

Jésus-Christ, je confesse que tu es le fils de Dieu, que tu es mort pour mes péchés et ressuscité d'entre les morts. Romains 10 : 9

Je reconnais que tu as été livré pour mes offenses et ressuscité pour ma justification. Romains 4 : 25

C'est pourquoi, je plaide ton sang pour le pardon et la purification de tous mes péchés. 1 Jean 1 : 9

Je t'accepte Jésus-Christ comme Sauveur et Seigneur de ma vie.

Père céleste, je te rends grâce de ce que tu as fait de moi ton enfant. Jean 1 : 12

Merci Père, de me remplir de Ton Saint-Esprit. Cher Saint-Esprit prend le contrôle total de mon être.

Je confesse que je suis désormais une nouvelle créature, que les choses anciennes sont passées et que toutes choses sont devenues nouvelles.

2 Corinthiens 5 : 17

Amen

Vous n'êtes plus seul : Ne soyez plus seul ! Demandez au Saint-Esprit de vous guider pour vous connecter avec des frères ou sœurs spirituels pour grandir dans la connaissance, vous édifier et enfin contribuer à répandre la bonne nouvelle par l'appel (la vision, appétence, compétences…) que le Père a placé en vous avant votre venue au monde.

Tu connais les projets que Tu as formés sur moi, comme Tu me dis Éternel, projets de paix et non de malheur, afin de me donner un avenir et de l'espérance.
Jérémie 29 : 11

Vous êtes oint : L'Esprit du Seigneur est sur toi, Parce qu'il t'a oint pour annoncer une bonne nouvelle aux pauvres ; Il t'a envoyé pour guérir ceux qui ont le cœur brisé, Pour proclamer aux captifs la délivrance, Et aux aveugles le recouvrement de la vue, Pour renvoyer libres les opprimés. Luc 4 : 18

Nous naissons dans ce monde, nous y vivons et nous y mourrons. Les deux extrémités ne nous appartiennent pas, **mais nous pouvons décider de ce qui se passe entre ces deux extrémités et de ce qui va être le but de notre existence.**

O Père, si tu le veux, écarte de moi cette coupe ! Toutefois, que ta volonté soit faite, et non la mienne. Luc 22 : 42

Du même auteur
Papa tu m'as dit
Qu'il nous soit fait selon Ta Parole

Voici donc comment nous devons prier :

Matthieu 6 : 9

Livret 1 - Notre Père, qui es aux cieux,

Livret 2 - : Que ton nom soit sanctifié ; Jésus-Christ

Livret 3 - : Que ton règne vienne ; que ta volonté soit faite sur la terre comme au ciel. Saint-Esprit

Livret 4 - Donne-nous aujourd'hui notre pain quotidien;

Livret 5 - : Pardonne-nous nos offenses, comme nous aussi nous pardonnons à ceux qui nous ont offensés ;

Livret 6 - : Ne nous induis pas en tentation, mais délivre-nous du malin.

Livret 7 - : Car c´est à toi qu'appartiennent, dans tous les siècles, le règne, la puissance et la gloire.

Offrez-vous la série

Livret 1 – Dimanche

Livret 2 – Lundi

Livret 3 – Mardi

Livret 4 – Mercredi

Livret 5 – Jeudi

Livret 6 – Vendredi

Livret 7 – Samedi

Que la révélation de tes paroles m'éclaire, qu'elle me donne de l'intelligence à moi qui manque d'expérience. J'ouvre la bouche et je soupire, car j'ai soif de tes commandements. Tourne-toi vers moi et fais-moi grâce comme tu le fais pour ceux qui aiment ton nom ! Affermis mes pas dans ta parole et ne laisse aucun mal dominer sur moi ! Libère-moi de l'oppression des hommes afin que je garde tes décrets ! Fais briller ton visage sur moi ton serviteur et enseigne-moi tes prescriptions ! Psaume 119 : 130

Oui, l'Eternel, tu achèves ton œuvre en ma faveur. Eternel, ton amour dure à toujours. Tu ne m'abandonnes pas moi ta créature ! Psaume 138 : 8

Je crois en ta parole qui m'a été annoncée. Je reconnais ton bras Éternel. Ésaïe 53 : 1

Certainement ces livrets vous édifieront envoyez-nous par mail, audio ou vidéo vos témoignages :

issuemedias@issueassociation.com

Ils l'ont vaincu à cause de la parole de leur témoignage.

Partageons nos expériences personnelles qui édifieront des personnes quelque part dans le monde.

ISBN : 978-2-9578843-4-6

© SKLConcept

Ce livre a été imprimé en Allemagne

Dépôt légal : Avril 2022

Que ton règne vienne ; que ta volonté soit faite
sur la terre comme au ciel

NOTES

Expression libre

Que ton règne vienne ; que ta volonté soit faite
sur la terre comme au ciel

Que ton règne vienne ; que ta volonté soit faite
sur la terre comme au ciel

Que ton règne vienne ; que ta volonté soit faite
sur la terre comme au ciel

Que ton règne vienne ; que ta volonté soit faite
sur la terre comme au ciel